BEI GRIN MACHT SICH IHR WISSEN BEZAHLT

AF151782

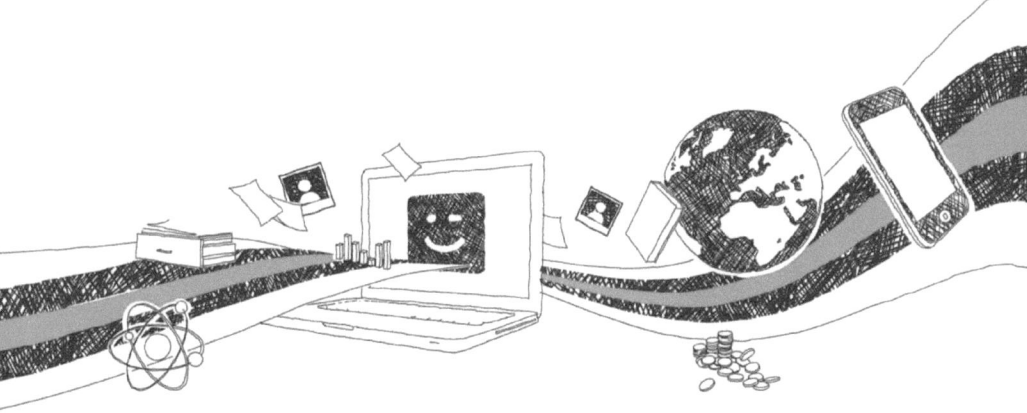

- Wir veröffentlichen Ihre Hausarbeit, Bachelor- und Masterarbeit

- Ihr eigenes eBook und Buch - weltweit in allen wichtigen Shops

- Verdienen Sie an jedem Verkauf

Jetzt bei www.GRIN.com hochladen und kostenlos publizieren

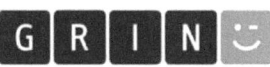

Josefine Teichmann

Welche Entwicklungsphasen gab es in der Pflegeausbildung in der Deutschen Demokratischen Republik?

Die Pflegeausbildung in der DDR und in der BRD

GRIN Verlag

Bibliografische Information der Deutschen Nationalbibliothek:

Die Deutsche Bibliothek verzeichnet diese Publikation in der Deutschen National-
bibliografie; detaillierte bibliografische Daten sind im Internet über http://dnb.d-
nb.de/ abrufbar.

Impressum:

Copyright © 2012 GRIN Verlag, Open Publishing GmbH
Druck und Bindung: Books on Demand GmbH, Norderstedt Germany
ISBN: 978-3-656-25553-6

Inhaltsverzeichnis

1 Einleitung..1

2 Methode..1

3 Die Pflegeausbildung in der DDR 2

4 Die Entwicklungsphasen der Pflegeausbildung in der DDR.......................3

    4.1 Vor Gründung der DDR (1945-1949)...3

    4.2 Integration in das staatliche Fachschulsystem (1950 -

          1960)...4

    4.3 Facharbeiterberuf in der Systematik der Ausbildungsberufe (1961 -
          1973)...8

    4.4 Facharbeiterberuf im Fachschulsystem (1974-1990)........................8

5 Eckdaten der Pflegeausbildung in der DDR.......................................9
6 Zusammenfassung und Diskussion..11
Literaturverzeichnis..14
Anhang (Abkürzungsverzeichnis, Tabellen)

1 Einleitung

Es ist zu erkennen, dass es in der Gesundheitsbranche in den letzten Jahren zu einigen entscheidenden Änderungen in der Ausbildung von Gesundheits- und Krankenpflegern gekommen ist. Durch einen zunehmend demographischen Wandel, eine rasche Entwicklung der Pflegewissenschaft, eine zunehmende Verlegung von Pflege aus dem stationären Bereich in den ambulanten Sektor und ständig neue Herausforderungen, die Pflege neu zu finanzieren (Robert-Bosch-Stiftung 2000, 14 ff.). Historisch gesehen, ist es wichtig, zu erfahren, wie die Ausbildungsinhalte in der Krankenpflege zu früherer Zeit waren, um besser nachvollziehen zu können, wie der Ausbildungsstand der heutigen Gesundheits- und Krankenpfleger ist. Von 1949 - 1990 war Deutschland in zwei Staaten unterteilt, in die Bundesrepublik Deutschland (BRD) und in die Deutsche Demokratische Republik (DDR). Die Ausbildungsinhalte in Ost und West waren unterschiedlich. So gilt es, um sich besser in die Lage hineinzuversetzen, die verschiedenen Ausbildungen näher zu betrachten. Als es 1990 die DDR nicht mehr gab, kam es dazu, dass überwiegend Bildungsstrukturen aus der BRD übernommen wurden. Selten fragte man sich, weshalb so wenig aus der DDR Beachtung fand (Thiekötter 2006, 15ff.). Aufgrund dessen beschäftigt sich die Autorin dieser Hausarbeit mit diesem Thema. Diese Arbeit untersucht die Pflegeausbildung in der Deutschen Demokratischen Republik. Es soll die Frage: „ Welche Entwicklungsphasen gab es in der Pflegeausbildung in der Deutschen Demokratischen Republik?" geklärt werden. Im ersten Teil der Arbeit wird die Krankenpflegeausbildung in der Deutschen Demokratischen Republik beschrieben. Darauf folgt eine Darstellung der Entwicklungsphasen der Berufsausbildung in der DDR. Der Schluss ist eine Zusammenfassung mit Diskussion. Der Untersuchungszeitraum dieser Arbeit reicht von 1945 - 1990, da die Pflege während der Existenz der DDR und auch schon im Vorfeld betrachtet wird.

2 Methode

Für die Bearbeitung der Hausarbeit wurde die Methode der Literaturanalyse angewendet. Recherchiert wurde nach den Begriffen der oben aufgeführten Gliederung. Es wurde in Büchern, Internetdatenbanken und bei „Google scholar" gesucht. Es werden in der Hausarbeit nur die Entwicklungsphasen der Krankenpflegeausbildung der DDR beleuchtet, da die DDR 40 Jahre lang existierte und dies einen sehr großen Zeitrahmen darstellt. Die Pflegeausbildung in der BRD wird nur im Schlussteil der Arbeit mit betrachtet, da eine größere Präsentation das Ausmaß der Ausarbeitungen zu stark dehnen würde. Die Verfasserin der Hausarbeit bezieht sich größtenteils auf das Buch „Pflegeausbildung in der Deutschen Demokratischen Republik" von Andrea Thiekötter. Die Hausarbeit wird nach dem Skript von Tolle und den Arbeitsvorgaben von Dr. Phil. S. Hähner-Rombach strukturiert und umgesetzt. Lediglich bei der Verwendung von Tabellen wurde eine kleinere Schriftgröße verwendet, als nach dem Standard für wissenschaftliches Arbeiten vorgegeben ist, da die Größe der Tabelle sonst in dieser Arbeit keinen Platz gefunden hätte. Verwendung fand ausschließlich deutsche Literatur, da die Bearbeitungsdauer der Hausarbeit sehr kurz war und die Autorin keine hilfreiche englische Literatur passend zum Thema gefunden hat. Die Berufsbezeichnung Schwester oder Pfleger meint immer beide Geschlechter in dieser Arbeit. Für die Tabellen 3 bis 6 befindet sich im Anhang dieser Hausarbeit ein Abkürzungsverzeichnis.

3 Die Pflegeausbildung in der DDR

Die DDR gab es vierzig Jahre lang. In diesen vier Jahrzenten kann man die Pflegeausbildung aufgrund von drei gesetzlichen Änderungen in vier Zeitzonen unterteilen. Diese werden in Punkt vier dieser Hausarbeit beschrieben. Nach 1974 durften konfessionelle Krankenpflegeschulen die Ausbildung zur Pflegekraft nicht mehr selbstständig, sondern nur in Kooperation mit staatlichen Schulen anbieten. Die Pflegeausbildung mit einem einjährigen Praktikum dauerte bei staatlichen Schulen zu diesem Zeitpunkt drei Jahre und bei konfessionellen Schulen vier Jahre. Im Jahr 1977 wurde beispielsweise Marxismus / Leninismus 216 Stunden lang in den Krankenpflegeschulen der DDR gelehrt. Auch andere Fächer wie „Schwester und Gesellschaft" wurden unterrichtet, sodass der politische Einfluss der DDR hier immer wieder erkennbar war. Rund 17% der Theorie in der Pflegeausbildung galten dem sozialistischen Gedankengut. Von 307 Gesamtstunden nahmen medizinorientierte Fächer, wie „OP-Kurs" oder „Ausführung ärztlicher Tätigkeiten" 175 Stunden ein. Die Grundkrankenpflege und die Patientenbeobachtung nahmen gerade ein Drittel der Gesamtstunden ein. An konfessionellen Krankenpflegeschulen gab es trotz staatlicher Aufsicht Bibelkunde – Unterricht. Dieses Fach bot Raum, um ethische und religiöse Fragen zu diskutieren, während an staatlichen Schulen vorwiegend sozialistische Themen diskutiert wurden sind (Thiekötter 2009, 87 ff.). Ein Absolventen - Gelöbnis damals lautete:

„In hoher Verpflichtung gegenüber der sozialistischen Gesellschaft und ihren Bürgern, eng verbunden mit der Deutschen Demokratischen Republik, meinem Vaterland, gelobe ich,   All mein Wissen und Können, meine ganze Kraft für das körperliche und geistige Wohlbefinden der Menschen voll einzusetzen Kranke und hilfsbedürftige Menschen gewissenhaft zu pflegen und kulturvoll zu betreuen,
mich dem Patienten gegenüber aufmerksam zu verhalten, seine Persönlichkeit und Würde zu achten und meine berufliche Schweigepflicht zu wahren Stets bereit zu sein, ärztliche Verordnungen fachgerecht auszuführen und bei akuten und lebensbedrohlichen Zuständen sachkundig Erste Hilfe zu leisten Ständig mein medizinisches Wissen und pflegerisches Können zu vervollkommnen und durch meine Arbeit zu einem hohen Niveau der Krankenpflege beizutragen

Alle Vorzüge der Gemeinschaftsarbeit zum Wohle der Patienten bewußt nutzen und die vertrauensvollen Aufgaben zwischen den Mitarbeitern des Gesundheitswesens und den Bürgern zu vertiefen

Meinem Beruf die Treue zu bewahren, ihn mit Stolz auszuüben und mich in all meinen Handlungen von den edlen Zielen des sozialistischen Humanismus leiten zu lassen. Ich erkläre feierlich, dieses Gelöbnis stets zu erfüllen (Ministerium für Gesundheit 1977, 12)."

In konfessionelle Schulen kamen entweder Lehrkräfte aus staatlichen Schulen, um politisch-ideologisches Gedankengut zu unterrichten oder es wurden an staatlichen Schulen Klassen gebildet, welche regelmäßig besucht werden konnten von konfessionellen Schülern. Auch zu Prüfungen an konfessionellen Schulen musste staatliches Lehrpersonal anwesend sein, damit die Auszubildenden eine staatliche Anerkennung erhielten. Die Verknüpfung von Theorie und Praxis hatte in der DDR einen besonders hohen Stellenwert, für Auszubildende wurden beispielsweise extra Sprechstunden eingerichtet, um am Patienten lernen zu können. Informationen über die Qualität der Unterrichtsmaterialien in der DDR gibt es sehr unterschiedliche. Einerseits sagten Lehrer, dass das Material sehr gut war, andererseits, dass es nicht ausreichend war. Literatur für Pflegekräfte gab es jedenfalls kaum in der DDR. Inoffiziell nutzen Pflegekräfte durch Kontakte und Bekanntschaften aus dem Westen teilweise westdeutsche Bücher, um deren und ihre eigenen Erkenntnisse, beispielsweise mit denen von „Juchli" zu vergleichen. Lehrer mussten kreativ sein und selbst Unterrichtsmaterial entwickeln. Konfessionelle Schulen hatten teilweise Kontakte zu Partnerschulen in der BRD, so waren sie meist besser ausgestattet als staatliche. Häufig funktionierten Geräte wie Polylux, Diaprojektoren nicht richtig, aus diesem Grund mussten Schüler viel mitschreiben und auswendig lernen. Es herrschte eine enge Kooperation zwischen Ärzten und Lehrpersonal. Ärzte waren darauf bedacht, dass die Auszubildenden Theorieerfahrung mit der Praxis verknüpfen konnten. Pflegekräfte halfen Medizinstudenten. Zur Fortbildung von Pflegekräften hielten Medizinstudenten Vorträge. Bei Lehrerkonferenzen mussten Lehrkräfte Schüler erwähnen, die sich politisch auffällig verhielten. Die Anzahl der Ausbildungsjahre wurde in der DDR kontinuierlich erhöht. 1990 wurde das Ausbildungssystem Ost gegen das Ausbildungssystem West ausgetauscht (Thiekötter 2009, 87ff.).

4 Die Entwicklungsphasen der Pflegeausbildung in der DDR

4.1   Vor Gründung der DDR (1945-1949)

Die folgende Darstellung ist aus Thiekötter (2006, 92-95). Bevor die DDR am 7. Oktober 1949 gegründet wurde, war die sowjetische Besatzungszone (SBZ) seit 1945 in „Ostdeutschland" zuständig. Zu dieser Zeit war die sowjetische Militäradministration (SMAD) in Deutschland für das Gesundheitswesen kurz nach dem 2. Weltkrieg verantwortlich. Zur Unterstützung der SMAD wurde die Deutsche Zentralverwaltung für Gesundheitswesen (DZVG) gegründet. Durch die SMAD kam es zur Bestandsaufnahme des Personals in Kliniken und Krankenpflegeschulen. Ärztliche Schulleiter und Schulschwestern, die Mitglied der NSDAP waren, wurden entlassen. Krankenpflegeschulen wurden staatlich, privat und konfessionell geführt. Es galt das Krankenpflegegesetz von 1938. Dieses besagte, dass die Ausbildung 200 Stunden Theorie beinhaltet. Die Ausbildungsdauer lag bis 1943 bei anderthalb, danach bei zwei Jahren. Am 1. Juli 1946 trat die Krankenpflegeverordnung durch die DZVG und die SMAD in Kraft. Diese besagte, dass die Ausbildung nur in öffentlichen und anerkannten Krankenpflegeschulen stattfinden konnte. Landes - und Provinzialverwaltungen durften öffentliche Krankenhäuser benennen, Krankenpflegeschulen zu eröffnen und zu unterhalten. Sie legten die Schulleitung und die Anzahl der Schüler fest, wirkten bei den Ausbildungsinhalten mit, bearbeiteten Ausnahmeregeln und achteten auf das Einhalten der Regel, dass Schüler nicht im Stellenschlüssel im Krankenhaus berücksichtigt wurden. Bei einer Zulassung zur Pflegeausbildung war man zwischen 18 und 33 Jahren alt. Man musste gesundheitlich und politisch geeignet sein und einen Volksschulabschluss besitzen. Im Januar 1946 beauftragte die SMAD die DZVG ein einheitliches Lehrprogramm für Krankenpflegeschulen zu verabschieden. Die Ausbildung in der Pflege dauerte zum damaligen Zeitpunkt zwei Jahre und beinhaltete 400 Theoriestunden. Die allgemeinen Lebensbedingungen zur damaligen Zeit waren schlecht. Vor allem in der SBZ bekam man kein Trinkwasser, es herrschte Wohnungsnot, es gab zu wenig Lebensmittel, Heizmaterial, Medikamente, Kleidung und Seuchen und Infektionskrankheiten drohten auszubrechen. Die Krankenpflegeausbildung fand zu diesem Zeitpunkt in öffentlich - staatlichen Schulen statt; konfessionelle Krankenhäuser durften nach extra Verhandlungen mit Behörden lehren. Private Schulen gab es nicht mehr. Am 10. 10.1949 übergab die SMAD ihre Funktion der DDR - Administration. Es wurde ein Ministerium für Arbeit und Gesundheitswesen gegründet. Ab 1950 folgte die Bildung eines Ministeriums für Gesundheitswesen (MfG), welches für Krankenpflegeschulen zuständig war.

4.2 Integration in das staatliche Fachschulsystem (1950-1960)

Die folgende Darstellung ist aus Thiekötter (2006, 95-112). 1949 erschien im Juli erstmals die Zeitschrift „Die Heilberufe", diese wurde von der SMAD unterstützt. Thematisiert wurde in dieser Zeitschrift vor allem, dass Auszubildende als günstige Arbeitskräfte genutzt werden, dass die Arbeitszeit in der Pflege verkürzt werden soll und das der Umfang an Theoriestunden in der Pflegeausbildung erhöht werden soll. Der Politiker Gehring forderte zum damaligen Zeitpunkt eine „Neuordnung im Gesundheitswesen". Des Weiteren forderte er: „fortschrittliche Menschen in den Berufszweigen des Gesundheitswesens heranzubilden, die nicht nur recht und schlecht ihre Berufspflicht erfüllen, sondern von der Notwendigkeit einer besonders hohen fachlichen Qualifikation und der gleichzeitigen aktiven Teilnahme am gesellschaftlichen Leben überzeugt sind" (Gehring 1949, 126). In dieser Forderung ließ sich die neue Ideologie der DDR erkennen. Ebenfalls wurde von den zukünftigen Auszubildenden eine breite Allgemeinbildung gefordert. Dieser Reformprozess wurde geprägt vom sowjetischen Bildungsmodell. Alle bisher bestehenden Schulen wurden zu staatlichen Fachschulen umgewandelt. Hierzu gab es am 23.3.1950 eine Gesetzesgrundlage über die Neuordnung des Fachschulwesens in der DDR. Ab 11.01.1951 gab es eine erneute Änderung, die Pflegeausbildung wurde in drei Stufen unterteilt, in Unter-, Mittel-, und Oberstufe. Ziel der Unterstufe war die Grundausbildung, hierfür waren 1038 Theoriestunden im ersten Jahr vorgesehen. In der Mittelstufe wurden arbeitstätige Pflegekräfte neben ihrem Beruf zum Beispiel zu Stationsschwestern, Gemeindeschwestern oder OP-Schwestern ausgebildet. Die Oberstufe diente zur berufsbegleitenden Ausbildung von Lehrern und Führungskräften im Gesundheitswesen. Jede Stufe dauerte zwei Jahre. Das zweite Jahr jeder Ausbildungsstufe, war zur Einübung in der Praxis gedacht. Nach dem ersten Jahr jeder Stufe wurde ein Examen abgelegt, mit dem man den praktischen Teil im zweiten Jahr einer jeweiligen Stufe antreten konnte. Nach den zwei Jahren bekam man dann seine staatliche Anerkennung.

Die folgende Darstellung ist aus Thiekötter 2006, Seite 98: **Tabelle 1**

„Kerninhalte der Ausbildung in der Krankenpflege 1951".
(bb=berufsbegleitend)

Stufen	Ausbildungsziel	Fachschulen der Krankenpflege DauerVergütung		Abendschulen der Krankenpflege (bb) Dauer Vergütung		Prüfungen	Abschluss
Unter-stufe	Elementare Ausbildung in den Fachrichtungen: -Krankenpflege; -Säuglings- und Kleinkinderpflege; -Geisteskrankenpflege	Je-weils ei n Jahr	Stipendi um	Je-weils anderth alb Jahre	Kein Stipen-dium; stattdes sen	Examen nach dem ersten Ausbildung sjahr und Nachweis der erfolgreiche n Tätigkeit des Prakti-kums	Staatliche Anerkennung als: -Schwester - Säuglings- und Kleinkinderschwe ster - Geisteskrankenpf leger/- in.
		Plus Ein Jahr Praktik um	Nach Rah-men-kollektiv -vertrag (RKV)	Plus ein Jahr Praktik um	Gehalt nach RKV		
Mittel-stufe (bb)	Spezifische Ausbildung für: - Stationsleitunge n - OP-Schwestern - Gemeinde-schw.; - Betriebsschwes tern; - Fachschwester n.	Jeweils ein Jahr	Nach RKV	Keine Angabe	Keine Angabe	Examen nach dem ersten Ausbildung sjahr und Nachweis der erfolgreiche n Tätigkeit des Praktikums	Staatliche Anerkennung als: Fachkraft für z.B. Orthopädie.
		Plus ein Jahr Praktik um	Nach RKV				
Oberstufe (bb)	- Leitende Pflegepersonen für Einrichtungen im Gesundheitswe sen; - Fachkräfte für Krankenpfleges chulen	Jeweils ein Jahr	Nach RKV	Keine Angabe	Keine Angabe	Examen nach dem ersten Ausbildung sjahr und Nachweis der erfolgreiche n Tätigkeit des Praktikums	Staatliche Anerkennung als: Fachkraft.
		Plus ein Jahr Praktik um	Nach RKV				

Es wurden auch Abendschulen eingerichtet. Diese dienten hauptsächlich zur Ausbildung von Hilfskräften. Deren Ausbildung dauerte anderthalb Jahre und wurde durch ein zusätzliches Jahr, welches berufsbegleitend war erweitert. Die Verantwortung der Fachschulen trug das Ministerium für Gesundheit mit dem Ministerium des Innern, die Schulen wurden durch Fachministerien der Länder verwaltet. Fach- und Abendschulen wurden durch die Länder finanziert. Zur Absolvierung des Praktikums in der Unterstufenausbildung kam am 31.3.1951 folgende Richtlinie heraus:

Folgende Darstellung ist aus Thiekötter (2006, 100). **Tabelle 2: „Aufteilung der Einsatzorte im Praktikum während der Unterstufenausbildung an anerkannten Fachschulen der Krankenpflege, Fachrichtung Krankenpflege (1951)".**

Einsatzorte	Einsatzdauer (in Monaten)
Innere Abteilung	3
Chirurgische Abteilung	3
Infektionsabteilung	1
Gynäkologische und geburtshilfliche Abteilung	1
Kinderabteilung	1
Abteilung nach freier Wahl	1
Poliklinik oder Ambulatorium	2

Im März 1951 erschien die Bekanntmachung eines Fachschulverzeichnisses. Pflegerische Ausbildungen für Kranken- und Geisteskrankenpflege wurden an Fachschulen für Krankenpflege ausgebildet. Die Fachrichtung Säuglingspflege wurde an Fachschulen für Säuglingspflegerinnen ausgebildet und die Ausbildung von Hebammen erfolgte an Fachschulen für Hebammen. Die Mittelstufe wurde per Fernstudium von der medizinischen Fachschule Dresden durch Lehrbriefe ausgebildet und erhielt ihren Präsensunterricht an ausgewählten medizinischen Fachschulen. Für die Oberstufe ist die „Fachschule für Krankenpflegepersonal mit der Fachrichtung Krankenpflege für leitende Schwestern" in Dresden als einzige im Verzeichnis erwähnt. Zulassungsvoraussetzungen der Unterstufe waren: Abschluss der 8. Klasse Volksschule, Nachweis der gesundheitlichen Eignung, Prüfung der demokratischen Gesinnung, Alter 17-17,5 Jahre, unter Ausnahme 16,5 Jahre. Ab 1953 gab es die Mittelstufenausbildung als berufsbegleitendes Fernfachschulstudium. Die Oberstufenausbildung war ebenfalls eine berufsbegleitende Fernfachschulausbildung; Zulassungsvoraussetzung war Abschluss der Unter- und Mittelstufe. Die Zulassung zur Fachschulausbildung entschied eine Gruppe aus FDGB (freier deutscher Gewerkschaftsbund), FDJ (freie deutsche Jugend), Kreisarzt, Direktor der Fachschule, Schulschwester/ Schulpfleger und einem Vertreter der Abteilung Personal und Schulung vom Rat des Kreises. Besonders die politische Haltung wurde beim Vorstellungsgespräch überprüft (Thiekötter 2006, 101ff.).Es kam zur Neugestaltung der Lehrpläne; Naturwissenschaftliche Fächer, wie Mathe, Chemie, Physik und Biologie wurden unterrichtet. Auch Fächer wie Deutsch, Russisch, Sport, Geschichte, Gegenwartskunde, Sozialpolitik, Staats- und Gesellschaftslehre wurden gelehrt. Durch sowjetische Literatur kam die kommunistische Weltanschauung während der Ausbildung immer wieder zum Tragen. Es wurde viel Wert auf die Verknüpfung von Praxis und Theorie gelegt und dennoch stand besonders die Theorie während der Ausbildung im Vordergrund. Durch die Neuordnung des Fachschulwesens sollte die Qualität der Ausbildung erhöht werden. Es sollte dem Mangel an Pflegekräften vorgebeugt werden. Durch Stipendien sollten auch Kinder aus ärmeren Familien die Ausbildung antreten können.1950 wurde ein Fünfjahrplan entwickelt. Es sollte innerhalb der nächsten Jahre eine höhere Produktivität erzielt werden, es sollte nur noch staatlich anerkanntes Personal arbeiten und besonders Hilfskräfte wurden gebraucht, die an Abendschulen ausgebildet wurden, wurden gebraucht. 1952 wurde eine Hauptabteilung beim Staatssekretariat für Hochschulwesen gegründet. Dieses war von nun an für die Ausbildung der mittleren medizinischen Berufe tätig. So wurde im gleichen Jahr das Fachschulfernstudium für Werktätige eingeführt. In Dresden und Potsdam konnte man das studieren, Zulassungsvoraussetzung war wieder der Unterstufenabschluss. Ausnahmen waren Betriebs- und Gemeindeschwestern, wenn sie zwei Jahre Berufserfahrung hatten oder OP – Schwestern, die ein halbes Jahr praktische Erfahrung hatten. Die Teilnahme am Fachschulfernstudium wurde stark gefördert.1950 gab es 2620 Gemeindeschwesternstationen,

1959 gab es bereits 4397. Gemeindeschwestern gab es auf dem Land und in der Stadt. Auf dem Land hatte eine Gemeindeschwester 1500 Einwohner zu betreuen und in der Stadt 8000.1954 wurde das Fachschulabendstudium eingeführt, die vom Jahr 1951 gültige Abendstunden wurde dadurch abgelöst. Zwei Jahre mit je 38 Wochenstunden dauerte das Fachschulabendstudium. Zugangsvoraussetzungen waren Grundschulabschluss, das heißt 8. Klasse, gesundheitliche und politische Eignung. Man musste vorher eine Ausbildung zum Beispiel als Hilfsschwester oder einen Hilfslehrgang und eine Jahr beruflicher Praxiserfahrung oder eine zweijährige Tätigkeit als medizinische Hilfskraft durchgeführt haben. Das Mindestalter war 18 Jahre, für medizinische Hilfskräfte ohne Fachausbildung 20 Jahre. Im Juli 1954 wurde vom Ministerrat der DDR beschlossen, dass die Lehrpläne der medizinischen Fachschule umgeschrieben werden müssen, um eine bessere Verknüpfung von Praxis und Theorie zu erzielen. Es wurde der Turnusunterricht im September 1954 eingeführt, mit einem Theorieanteil von 1540 Stunden. Der Inhalt der praktischen Ausbildung mit einer Gesamtstundenzahl von 1490 Stunden wurde überarbeitet. Ab dem Jahre 1954 wurden Hilfsschwestern ausgebildet, um die gesundheitliche Betreuung der Menschen besser gewährleisten zu können. Für diese Ausbildung musste man 16 Jahre alt und politisch und gesundheitlich geeignet sein. Am Ende der Ausbildung, nach 13 Wochen und 195 Stunden, war man Hilfsschwester/ Hilfspfleger. Die Ausbildung fand nicht an den medizinischen Fachschulen statt, sondern wurde von den Räten der Bezirke als Lehrgang genehmigt. Die Durchführung fand in staatlichen Gesundheitsschulen statt. Kurze Zeit später entstand eine zweite Ausbildung, welche parallel lief. Diese Ausbildung dauerte 2,5 Jahre, am Ende war man Hilfsschwester, Mindestalter war 14 Jahre, gesundheitliche Eignung und Grundschulabschluss mussten vorhanden sein. Beide Ausbildungen beinhalteten wirtschaftliche und pflegerische Aspekte. 1955 trat die Verordnung über die Berufserlaubnis und Berufsausübung in den mittleren medizinischen Berufen sowie medizinischen Hilfsberufen in Kraft. Diese besagte, dass die staatliche Gesundheitsverwaltung den mittleren medizinischen Berufen die staatliche Anerkennung zur Berufsausübung erteilen musste. Die Fachaufsicht für die Ausübung der mittleren medizinischen Berufe war zuständig. Mittleres medizinisches Personal waren zum Beispiel: Betriebsschwestern/-pfleger, Gemeindeschwestern, Hebammen, Krankenschwestern/-pfleger. Medizinisches Hilfspersonal waren zum Beispiel: Hilfsschwester/-pfleger, Säuglingspflegerin und Sprechstundenhilfe. Viele junge Mädchen machten die Hilfsschwestern - Ausbildung, da sie mit 14 - 17 Jahren noch zu jung für die Fachschule waren. Bei Bewerbern für einen mittleren medizinischen Dienst wurden Kinder von Proletariern gegenüber bürgerlichen Kindern vorgezogen. Die lange Wartezeit zwischen Schulabschluss und Berufsausbildung an einer medizinischen Fachschule wurde zum Problem. 1958 beschloss eine Konferenz, dass es in den Krankenhäusern Lehrstationen gibt, um die praktische Ausbildung der medizinischen Hilfsberufe besser zu gestalten. Die Absolventen der medizinischen Fachhochschulen wurden gelenkt sich nach ihrer Ausbildung bestimmte Fachrichtungen auszuwählen, damit mit es nicht zu einer Unterbesetzung an Personal kam. Im selben Jahr erhielten das Ministerium für Gesundheitswesen und eine Abteilung bei den Räten der Bezirke die Kontrolle über die Verbesserung der Studienpläne und die Fortbildungen des Lehrpersonals. Es gab einen erheblichen Mangel an Krankenpflegekräften für den psychiatrischen Bereich, demzufolge musste es Änderungen in der Ausbildung geben. Hilfskräfte konnten nach einem halben Jahr Praxiserfahrung an der Abendschule die Ausbildung zum Krankenpfleger für Psychiatrie machen. Ab dem 1.September 1959 gab es die Ausbildung zur Beratungsschwester, diese waren zum Beispiel bei der Schwangeren - und Mütterberatung tätig. Einen solchen Beruf konnte man nach einem fünfmonatigen Lehrgang und einer Abschlussprüfung durchführen. Allerdings musste man vorher schon Schwester für allgemeine Krankenpflege, für Orthopädie, Psychiatrie, Neurologie oder Säuglings- und Kinderkrankenpfleger sein. Außerdem musste man eine staatliche Anerkennung haben und drei Jahre Praxiserfahrung nachweisen (davon zweieinhalb stationär und ein halbes Jahr ambulant) (Thiekötter 2006, 95 ff.).

4.3 Facharbeiterberuf in der Systematik der Ausbildungsberufe (1961-1973)

In diesem Zeitabschnitt von 1961 bis 1973kam es zur kompletten Neustrukturierung des sozialistischen Bildungssystems und im Jahr 1961/62 zu einer neuen Ausbildungsstruktur in der medizinischen Fachausbildung, welche vor allem mehr Wert auf den praktischen Anteil legte. Die Ausbildung konnte ab dem 16. Lebensjahr begonnen werden. Bedingung war der Abschluss der 10. Klasse. Von da an handelte es sich um einen Facharbeiterberuf, bis 1965 dauerte die Ausbildung drei Jahre, danach zweieinhalb Jahre. Der Stundenumfang war höher, es gab neue Fächer und es gab weiter praktischen und theoretischen Unterricht. Er fand in Betriebsschulen statt, die als medizinische Schulen galten. Für Erwachsene gab es eine berufsbegleitende Aus- und Weiterbildungen. Die Einführung des einheitlichen sozialistischen Bildungssystems brachte ein höheres Bildungsniveau und eine noch größere Identifikation mit dem sozialistischen Staat. Dabei wurden Kinder aus Arbeiterfamilien begünstigt. Ab 1967 gab es spezielle „Frauensonderklassen" für die Pflegeausbildung. Trotz der neuen Ausbildungsstruktur war in den sechziger Jahren ein großer Mangel an qualifizierten Pflegekräften in der DDR zu verzeichnen (Thiekötter 2006, 113ff.).

4.4 Facharbeiterberuf im Fachschulsystem (1974-1990)

Dieser Zeitabschnitt war für die Ausbildung zur Kranken - und Kinderkrankenpflege vor allem geprägt durch die Führung der SED. Die Ausbildung wurde vom Facharbeiterberuf zum medizinischen Fachschulstudium seit dem 1.9.1974 umfunktioniert. Dadurch sollte die Ausbildung an Qualität gewinnen und der Beruf sollte einen besseren Ruf in der Gesellschaft gewinnen. Die Ausbildung zur Kranken - Kinderkrankenpflege konnte man mit dem 10. Klasse - Abschluss beginnen. Die Berufsausbildung dauerte drei Jahre und war ein Direktstudium. In diesen drei Jahren mussten

4626 Stunden absolviert werden, mehr als die Hälfte davon waren praktischer Unterricht. Man konnte die Ausbildung auch in der Fach- und Abendschule machen. Parallel dazu gab es noch den Facharbeiter für Krankenpflege, welcher eine Art Hilfsschwester/ - pfleger war. Dieser konnte entweder in der Erwachsenenbildung berufsbegleitend nachgeholt werden oder von Schulabgängern nach der 8. Klasse für drei Jahre gelernt werden. Inhalt waren 5380 Stunden und mehr als 76 % waren für die praktische Ausbildung gedacht. Studienpläne wurden vom Ministerium für Gesundheit abgeändert. Das Frauensonderstudium wurde auch in den achtziger Jahren gefördert. Insbesondere im Hinblick auf Führungspositionen in der Pflege wollte man Frauen fördern. Trotz allem gab es einen großen Mangel an Pflegepersonal in den siebziger und achtziger Jahren.

5 Eckdaten der Pflegeausbildung in der DDR

Die Entwicklung der Pflegeausbildung in der DDR wird in vier Zeitabschnitte unterteilt. Zusammenfassend folgt eine Darstellung in den vier folgenden Tabellen (Thiekötter 2006, 138).

Tabelle 3: „Eckdaten der Pflegeausbildung in der DDR als historisch-chronologische Legende (I)"(Thiekötter 2006, 138).

Jahr	Ausbildungs-art	Ausbildungs-stätte	Zulassungsvor-aussetzungen	Daue r (insg.)	Theori e	Praxi s/ bpU	Berufs-abschluss
1946	Krankenpflege-ausbildung	Anerkannte öffentliche Kranken-pflegeschul en	-Volks-schul-abschluss - 18.LJ (bis 33.LJ)	2 Jahre	400 Std.	k.A.	Erlaubnis zur berufsmäßigen Ausübung in der Krankenpflege
1950/ 51	Krankenpflege-ausbildung (Unterstufe)	Staatiche n der Krankenpflege	- 8. Klasse - Ca. 17. LJ	2 Jahre	1038 Std.; ab 1954 1540 Std.	1 Jahr; ab 1954 1490 Std.	-Schwester/ Krankenpfl. -Säuglings-Kleinkinderschwes ter - Geisteskrankenpfl. /-in
1950/ 51	Krankenpflege-ausbildung (Unterstufe)	Staatl. Abend-schulen der Krankenpflege	- Tätigkeit in der Pflege ohne Berufsqualif ikation	2 ½ Jahre (bb)	k.A.	1 Jahr	-Schwester/ Krankenpfl. -Säuglings- und Kleinkinderschwes ter - Geisteskrankenpfl. /-in
1950/ 51 realisie rt ab ca. 1953	Krankenpflege-ausbildung (Mittelstufe) Fachschulfernstud ium	Staatliche Fachschule n der Krankenpflege	-	Abschluss der Unterstufe und teils Berufserfah rung	2 Jahre (bb)	k.A.	1 Jahr	Fachkraft z.B. als -Schwester/ pfleger für Orthopädie -OP-Schwester
1950/ 51 realisie rt ab ca. 1953	Krankenpflege-ausbildung (Oberstufe) Fachschulfern-studium	Staatliche Fachschule n der Krankenpflege	-	-Abschluss der Unter- bzw. der Mittelstufe	2 Jahre (bb)	k.A.	1 Jahr	Fachkraft z.B. - Krankenpflegesch ulen -als Leitungspersonen
1952	Fachschulfernstud ium für Werktätige	Staatliche Fachschule n der Krankenpflege	-2 J. Berufstätigkeit in der Pflege (keine Unterstufe!)	2 Jahre (bb)	k.A.	1 Jahr	Fachkraft z.B. als —Gemeinde-schwester - Betriebsschwester

Tabelle 4: „Eckdaten der Pflegeausbildung in der DDR als historisch-chronologische Legende (II)" (Thiekötter 2006,139).

Jahr	Ausbildungsart	Ausbildungsstätte	Zulassungs-voraussetzungen	Dauer (insg.)	Theorie	Praxis/ bpU	Berufsabschluss
1954	Fachschul-abendstudium (Ablösung Unterstufenausbildung an den Abendschulen)	Medizinische Fachschulen	8. Klasse - 18. bzw. 20. LJ -u.a. Berufserfahrung bzw. Qualifikation als Hilfsschwester/ -pfl.	2 Jahre (bb)	Pro Jahr 38 Wochen Unterricht	k.A.	- Schwester -Krankenpfleger -Säuglings- und Kleinkinderschwester - Geisteskrankenpfleger/- in
1954	Ausbildungslehrgang zur Hilfsschwester	Staatl. Gesundheitseinrichtungen beauftragt von den Räten der Bezirke	- 16 LJ.	13 Wochen	195 Std.	k.A.	-Hilfsschwester/ -pfl.
1954	Lehrausbildung zur Hilfsschw./ zum Hilfspflg. Oder zur Säuglingspflegerin	Medizinische Fachschulen	-Grundschulabschluss -14 LJ.	2 ½ Jahre	k.A.	k.A.	-Hilfsschwester/-pflg. - Säuglingsschwester
1958	Qualifizierung von med. Hilfspersonal als Facharbeiterqualifikation (Ablösung der Lehrausbildung von Hilfsschw. 1954)	Staatliche Gesundheits-einrichtungen beauftragt von den Räten der Bezirke, Abteilung Gesundheitswesen	-18LJ. -praktische Berufserfahrungen	k.A.	k.A.	k.A.	Facharbeiter als: -Krankenpflegerin - Säuglingspflegerin

Tabelle 5: „Eckdaten der Pflegeausbildung in der DDR als historisch-chronologische Legende (III)" (Thiekötter 2006,140).

Jahr	Ausbildungs-art	Ausbildungsstätte	Zulassungsvoraussetzungen	Dauer (insg.)	Theorie	Praxis/ bpU	Berufs-abschluss
1961 /61	Lehrausbildung als Facharbeiterberuf in der Erprobungsphase (mittlere med. Berufe)	Medizinische Schulen	-10.Klasse (POS) -16.LJ	3 Jahre	1890 Std. *	4432,5 Std. *	-Kranken-schw./-pflg. -Säuglings- und Kinderkrankenschwester - Geisteskrankenpfleger/-in
1963	Erwachsenenqualifizierung für Werktätige (Ablösung des Fachschulabendstudiums von 1954 und Qualifizierung von med. Hilfspersonal von 1958)	Bildungsstätten (Kreis- und Bezirksebene)	Für A2-A3: -10.Klasse (POS) -Aufbauend z.B. für A2 den Abschluss A1 und A3 den Abschluss A2.	A2= ca. 1 J. (bb) # A3= ca. 2 J. (bb) #	A1= 48 * A2= 238 Std. * A3= 640 Std. *	Abhängig von den Teilnehmervoraussetzungen	-pflegerische Hilfskraft (A1) -z.B. Säuglings-und Kinderkrankenpflegerin (A2) -z.B. Säuglings-und Kinderkrankenschwester (A3)
1965	Lehrlingsausbildung als Facharbeiterberuf (mittlere med. Berufe)	Medizinische Schulen	-10.Klasse (POS) -16.LJ	2 ½ Jahre	1643 Std. **	3220,25 Std. **	-Kranken-schw./ pflg. -Säuglings- und Kinderkrankenschwester, Geisteskrankenpfleger-in
Ab 1974	Med. Fachschuldirektstudium, Fachrichtung Kr/Kikr	Medizinische Fachschulen	10. Klasse (POS) -16.LJ	3 Jahre	1769 Std. +	2857 Std. +	Medizinische Fachschulberufe als: -Kranken-schw./-pflg. -Kinder-krankenschw.

Tabelle 6: „Eckdaten der Pflegeausbildung in der DDR als historisch-chronologische Legende (IV)" (Thiekötter 2006,141).

Jahr	Ausbildungs-art	Ausbildung s-stätte	Zulassungs vor-aussetzung en	Dauer (insg.)	Theori e	Praxis/ bpU	Berufs-abschluss
1974	Lehrlingsaus-bildung zum Facharbeiterberuf	Betriebliche Einrichtung der Berufsbildun g oder med. Fachschulen , Abteilung Berufsausbil dung	-8.Klasse (POS) -14.LJ	3Jahre direkt; bb abhängig von Teilnahmevorausset zungen	1260 Std. (Angab en bezieh en sich auf das Jahr 1982)	4120 Std. (Angab en bezieh en sich auf das Jahr 1982)	Medizinische Fachschulber ufe als: -Facharbeiter für Krankenpflege
Berei ts seit 1973	Medizinisches Fachschulabendst udium	Medizinische Fachschulen	-10.Klasse (POS) -mehrjährige Berufspraxis	bb	k.A.	k.A.	Medizinische Fachschulber ufe als: -Kranken-schw./pfl. -Kinder-krankenschw.
Berei ts seit 1973	Medizinisches Fachschulfernstud ium (bb) (Ablösung der Erwachsenenbildu ng von 1963)	Medizinische Fachschulen	-10.Klasse (POS) -mehrjährige Berufspraxis Ab 1985 -18.LJ -1jährige Berufstätigk eit als pflegerische Hilfskraft oder als Facharbeiter für Krankenpfle ge	3 ½ Jahre, wenn Facharbeiter f. Krankenpflege vorlag dann 2 Jahre	K= 1008 Std. ++; Sst= 1512 Std. ++	k.A.	Medizinische Fachschulber ufe als: - Krankenschw ester/ -pfleger -Kinder-krankenschw.

6 Zusammenfassung und Diskussion

Vergleicht man die Ausbildungsformen in BRD und DDR, so stellt man fest, dass in der DDR ein sehr großer Wert auf einen Theorie - Praxisbezug in der Pflegeausbildung gelegt wurde. Lehrkräfte mussten kreativ sein und konnten nicht auf ausreichend Literatur zurückgreifen. Somit lernten die Schüler Unterrichtsinhalte bereits beim Abschreiben. Lehrer von Pflegeschulen mussten Medizinpädagogik studieren, dieser Studiengang konnte sich etablieren und entwickeln, dennoch war er immer der Medizin unterworfen. Die beruflichen Perspektiven für das Pflege - und Lehrpersonal waren gut, man hatte diverse Aufstiegschancen. So wurden Lehrer von Pflegeschulen beispielsweise mit anderen Lehrern in Verdienst und Ansehen gleichgestellt. Ein Ausbildungsplatz in der Pflege wurde bevorzugt an Kinder aus Arbeiter- oder Bauernfamilien vergeben. Dennoch wurde der Pflegeberuf auch im Erwachsenenalter noch häufig als Zweitberuf gewählt. Oft gab es für andere Berufe lange Wartezeiten, denn aus staatlich - ideologischen Gründen konnte, für viele Menschen der eigentliche Berufswunsch nicht idealisiert werden und somit wurde der Pflegeberuf attraktiv.

Ein großer Nachteil in der DDR war, dass Lehrkräfte stets an die Rahmenbedingungen der politischen Ideologie in der DDR gebunden waren. Es gab einen ständigen Druck seitens der Partei und die Teilnahme an gesellschaftspolitischen Veranstaltungen war Pflicht. Des Weiteren gab es einen Mangel an Fachliteratur in der DDR. Der Pflegeberuf wurde nicht als eigenständige Profession angesehen, sondern eher als Assistenz - Beruf der

Medizin. In der DDR gab es durchgehend einen Mangel an Pflegefachkräften. Diverse Versuche, die Ausbildung umzustellen und so attraktiver zu gestalten, scheiterten. Auch der Versuch, Hilfskräfte auszubilden, brachte der Pflege keine bessere gesellschaftliche Stellung. Die Kenntnisse im Bereich Methodik und Didaktik wurden vom Lehrpersonal als schlecht beschrieben. Oft hatten Lehrer Versagensängste, da sie nicht wussten, wie mit Problemen von Schülern umzugehen war. Die Ausbildung des Lehrpersonals für praktische Übungen hätte zwingend verbessert werden müssen. Meist fehlte dem Lehrkörper einfach die eigene Praxiserfahrung in der Pflege. Nach 1974 konnten konfessionelle Pflegeschulen ihre Ausbildung nicht mehr selbstständig ausführen, da sie dem Bildungsauftrag der DDR nicht genügten. Ständig waren sie staatlicher Kontrolle ausgesetzt und nicht selten wurde Lehrpersonal von konfessionellen Schulen diskriminiert, schon während des Studiums (Thiekötter 2006, 282 ff.).

Vergleicht man die Pflegeausbildung der DDR mit der BRD, so stellt man fest, dass die BRD eine wesentlich weiter vorangeschrittene Professionalisierung hatte. Aber es gab es auch in der BRD Probleme bei der Gestaltung der Ausbildung in der Pflege. Doch 1985 gab es eine Diskussion in der BRD über eine Reform der Pflegeausbildung. Ausschlaggebend dafür waren der Personalmangel, der Akademisierungsprozess, eine zunehmende Internationalisierung und ständig neue Modellversuche, die Pflegeausbildung zu ändern. Ein weiterer Grund für den Pflegenotstand war ein nicht ausreichendes Angebot an Aufstiegschancen im Pflegebereich. Weiterhin gab es akuten Nachwuchsmangel. Trotz der Reform im Jahr 1985 war die praktische Ausbildung in der BRD immer noch unzureichend. Durch den demographischen Wandel gab es immer weniger junge Leute, die in den Pflegeberuf kommen konnten. Somit wurden im Krankenhaus die Arbeitsbedingungen immer schlechter. Wird die Unzufriedenheit im Beruf immer größer, so streben viele Pflegekräfte einen Berufswechsel an. 1990 wurde das Ausbildungssystem Ost vom Ausbildungssystem West abgelöst, eine bundesdeutsche einheitliche Ausbildung zwischen Ost und West hätte entstehen können, jedoch hat man lediglich die westdeutsche Ausbildungsstruktur übernommen. Nach der Wiedervereinigung gingen viele Pflegekräfte von den neuen Bundesländern in die alten (Thiekötter2006, 31ff.). Doch was genau war besser am westdeutschen Ausbildungssystem in der Pflege, dass dieses übernommen wurden ist? Die sozialistische Ideologie spielte in der DDR eine zu große Rolle, sodass die Berufsausbildung der Pflege in ihrer Profession auch teilweise darunter litt. Auch war die Pflege in der DDR sehr stark von der Medizin abhängig. Alles in allem gab es dennoch auch in der DDR interessante Bildungsansätze, die man hätte übernehmen können. Einen wissenschaftlichen Vergleich von Pflegeausbildung DDR und BRD gibt es jedoch derzeit noch nicht. Dies wäre aber eine interessante Forschungsfrage, mit der sich wissenschaftliche Arbeiten auseinandersetzen könnten. (Thiekötter 2006, 287ff.).

Insgesamt macht sich der Pflegenotstand nicht nur in Deutschland bemerkbar, sondern auch in anderen europäischen Ländern. Es gibt nicht nur zu wenig Pflegepersonal, wodurch sich schlechte Arbeitsbedingungen erklären, es gibt auch eine immer kürzer werdende Verweildauer der Patienten im Krankenhaus, wodurch der Stress für das Personal zunehmend größer wird. In den neunziger Jahren entstand eine Vielzahl an Pflegestudiengängen in Deutschland überwiegend für das Lehr - und Leitungspersonal (Thiekötter 2006,31ff.).

Vor kurzem kam ein EU - Reformvorschlag auf, der besagte, dass das Abitur als Zulassungsvoraussetzung für die Ausbildung von Pflegeberufen gelten sollte. Glücklicherweise wurde das in Deutschland nicht angenommen, da es sonst zu einem noch größeren Personalmangel kommen würde. In Zukunft wird in der Pflege noch viel passieren, durch eine zunehmende Akademiesierung oder ein Zusammenlegen der Pflegeberufe Gesundheits- und Krankenpfleger, Gesundheits- und Kinderkrankenpfleger und Altenpfleger kann der Pflegeberuf attraktiver gemacht werden und einen besseren Ruf in der Gesellschaft erhalten. Jedoch wird noch Zeit vergehen, bis aus den bereits vorhandenen Vorschlägen eine geeignete Finanzierungsmöglichkeit gefunden wird und die Neuerungen dann in der Bevölkerung ankommen. Erste Versuche, wie beispielsweise an der Agnes – Karll - Schule vom Uniklinikum Frankfurt am Main und im Nordwest Krankenhaus in Frankfurt am Main, einen Pflegeexperten auszubilden, stoßen auf positive Nachfragen. Auch duale Studiensysteme wären in Zukunft für den Pflegebereich denkbar. Deutschland ist in Sachen Pflege auf dem richtigen Weg, aber verglichen mit europäischen Nachbarländern noch sehr weit zurück. Man könnte mutmaßen, dass der Rückstand durch ein geteiltes Deutschland entstanden ist. Es gibt noch viele offene Fragen in diesem Bereich, aber gerade dieser Punkt macht die Pflege derzeit auch sehr spannend, da es noch viele Entwicklungsmöglichkeiten gibt.

Literaturverzeichnis

1. Gehring, Michael (1949): Zur Reform der mittleren medizinischen Schulen. In: Die Heilberufe, 1.Jg.

2. Ministerium für Gesundheit (1977): Studienplan für die Fachrichtung Krankenpflege, Nomenklatur- Nr.31 202, Als verbindlicher Studienplan für die Ausbildung an den medizinischen Fachhochschulen der DDR bestätigt, Ministerrat der DDR

3. Robert-Bosch-Stiftung (2000): Pflege neu denken, Zur Zukunft der Pflegeausbildung, Stuttgart, Robert-Bosch-Stiftung

4. Thiekötter, Andrea (2006): Pflegeausbildung in der Deutschen Demokratischen Republik, Ein Beitrag zur Berufsgeschichte der Pflege, Frankfurt am Main, Mabuse - Verlag

5. Thiekötter, Andrea (2009): Alltag in der Pflege - wie machten sich Pflegende bemerkbar?, Frankfurt am Main, Mabuse -Verlag GmbH

Tabellen

Tabelle 1: „Kerninhalte der Ausbildung in der Krankenpflege 1951"(Thiekötter 2006,98).

Tabelle 2: „Aufteilung der Einsatzorte im Praktikum während der Unterstufenausbildung an anerkannten Fachschulen der Krankenpflege, Fachrichtung Krankenpflege (1951)"(Thiekötter 2006, 100).

Tabelle 3: „Eckdaten der Pflegeausbildung in der DDR als historisch-chronologische Legende (I)" (Thiekötter 2006, 138).

Tabelle 4: „Eckdaten der Pflegeausbildung in der DDR als historisch-chronologische Legende (II)" (Thiekötter 2006,139).

Tabelle 5: „Eckdaten der Pflegeausbildung in der DDR als historisch-chronologische Legende (III)" (Thiekötter 2006,140).

Tabelle 6: „Eckdaten der Pflegeausbildung in der DDR als historisch-chronologische Legende (IV)" (Thiekötter 2006,141).

Abkürzungsverzeichnis:

Legende für die Tabellen 3,4,5,6. Die folgende Darstellung ist aus Thiekötter (2006,137).

„ bb = berufsbegleitend;
LJ = Lebensjahre,
bpU = berufspraktischer Unterricht;
k.A. = keine Angabe;
Sst = Selbststudium;
K = Konsultationen;
* = Ausbildung in der Säuglings- und Kinderkrankenpflege (1961);
** = Ausbildung in der Säuglings- und Kinderkrankenpflege (1969);
\# = Erwachsenenqualifizierung (1967);
+ = Ausbildung in der Kranken- und Kinderkrankenpflege (1977);

++ = Ausbildung in der Krankenpflege (1976, identisch mit den Angaben von

1985)".